AF315130

PROJET D'ORGANISATION

D'HOSPITALIERS

MILITAIRES

PAR

LE COMTE F. DE B.

ANCIEN LIEUTENANT-COLONEL DE CAVALERIE

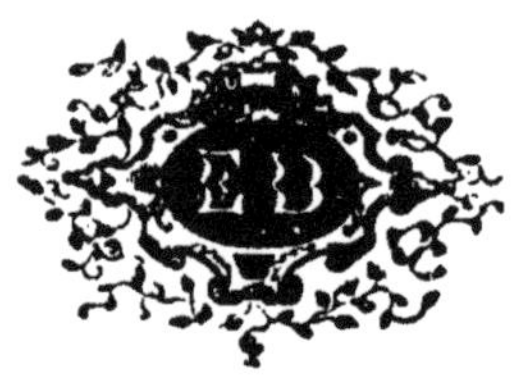

PARIS

E. DENTU, LIBRAIRE-ÉDITEUR

PALAIS-ROYAL, 17 ET 19, GALERIE D'ORLÉANS.

1863

PROJET D'ORGANISATION

D'HOSPITALIERS MILITAIRES

PARIS

IMPRIMERIE DE L. TINTERLIN ET C°

RUE NEUVE-DES-BON.-ENFANTS, 3.

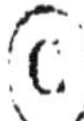

PROJET D'ORGANISATION

D'HOSPITALIERS

MILITAIRES

PAR

LE COMTE F. DE B.

ANCIEN LIEUTENANT-COLONEL DE CAVALERIE

PARIS

E. DENTU, LIBRAIRE-ÉDITEUR

PALAIS-ROYAL, 17 ET 19, GALERIE D'ORLÉANS

1863

D'HOSPITALIERS MILITAIRES

Nous sommes évidemmeut entrés dans une phase de guerre dont il est impossible de prévoir la fin. Depuis huit ans, en effet, les quatre parties du monde retentissent du bruit de nos armes, et tous les organes de la publicité en sont arrivés à ne plus discuter aujourd'hui que sur l'é-poque où nos armées se remettront en marche et sur le lieu probable des batailles. L'état militaire de l'Europe affirme d'ailleurs, par son effectif inouï, que chaque peuple est sur le qui-vive !

N'y aurait-il pas lieu, dans une telle situation, de ne pas seulement songer au perfectionnement des armes et des combinaisons militaires, mais aussi de se préoccuper d'a-moindrir autant que possible les souffrances et les misères des premières victimes de la guerre?

Les batailles ont pris, à notre époque, des proportions presque sans exemple. L'une d'elles, personne ne l'ignore, où plus de trois cent mille hommes étaient en présence, a duré quinze heures. Que de morts, et que de blessés surtout !

Il ne peut être ici question de rechercher les causes de ce trouble du monde ; je ne veux que le constater. J'ajouterai que la gloire qui en résulte pour la France, et l'élan que les victoires donnent aux sentiments patriotiques, sont de tels biens pour le pays, que les cœurs élevés et les esprits vraiment éclairés y trouvent une heureuse compensation aux avantages matériels que la continuation de la paix aurait produits. Toujours est-il que la marche est encore prête à sonner, et que chacun le sent. Le moment me paraît donc venu d'exposer un plan dont l'exécution serait, je le crois, un bienfait.

Dès 1852, prévoyant avec beaucoup d'autres l'ère de guerre que nous avons en partie déjà traversée, j'avais rédigé ce rapide Mémoire et l'avais fait présenter au Chef de l'État. Il ne fut pas admis, et chacun le comprendra en se rappelant le soin avec lequel on écartait alors tout ce qui pouvait faire pressentir des entreprises guerrières. Il n'en est plus de même aujourd'hui ; l'Empereur, d'ailleurs, a vu les champs de bataille de Magenta et de Solferino, et chacun de nous les a comme entrevus ; car il n'est pas absolument nécessaire d'avoir été étouffé par l'odeur du sang et déchiré par les regards désespérés des blessés, pour se recueillir à la pensée de la nuit qui suit une bataille.

Si je parvenais, par la publication de cet écrit, à réveiller un utile souvenir et à disposer les esprits à rechercher avec moi les moyens de secourir ceux que le fer et le feu laissent abandonnés sur la poussière, mes espérances seraient comblées.

Voici, en deux mots, l'objet de mon travail :

1° Trouver le moyen d'organiser une institution destinée à secourir les blessés sur le champ de bataille et à faire entendre aux mourants des paroles de consolation ;

2° Conserver et utiliser pendant la paix, ceux qui se dévoueraient à cette sainte mission, et les entretenir dans la pratique de leurs fonctions.

J'ai vu de près les inconvénients qui résultent pour les militaires d'être soignés dans les hôpitaux par les infirmiers ou par les sœurs de charité des différents ordres. J'ai aussi été témoin de l'insuffisance des infirmeries régimentaires, telles qu'elles sont établies. J'ai questionné, depuis bien des années, des médecins, des officiers et des soldats qui ont séjourné longtemps en Afrique et qui ont fait les dernières guerres ; l'opinion unanime est qu'il résulte de grandes misères du système actuel. Ma préoccupation avait pour objet de m'assurer s'il n'y aurait pas amélioration considérable à remplacer les infirmiers et les sœurs par des Frères hospitaliers.

D'un autre côté, j'ai cherché à savoir s'il y avait possibilité, au temps où nous sommes, de recruter des religieux pour former cet ordre nouveau, et si leur service pourrait s'allier avec tous ceux qui résultent de notre organisation militaire actuelle ; cette question est aussi résolue pour moi affirmativement.

Avant d'entrer dans aucun détail, je crois utile de signaler les principaux inconvénients qui résultent de ce qui existe aujourd'hui.

Les infirmiers sont des hommes qui font leur pénible et triste métier sans dévouement et même sans pitié pour les malades, ils sont, pour la plupart, inhabiles à la pratique des détails qu'exige leur état. Quelque soin que l'on mette dans le recrutement de ces infirmiers, il s'en est trouvé qui ont dépouillé les moribonds, et même leur rapacité ne s'est pas toujours arrêtée là. On en voit chaque jour introduire furtivement des aliments défendus dans l'hôpital et les vendre à des prix révoltants aux malades, dont ces aliments peuvent causer la mort. Il va sans dire que ces hommes ne sauraient apporter aux soldats abattus ou mourants une seule parole d'espoir et de consolation, enfin ce n'est que par des punitions qu'on obtient d'eux des services toujours médiocres quand ils ne sont pas détestables.

Lorsqu'on songe à la multitude de jeunes soldats qui ont péri en Afrique et dans les dernières guerres, faute de soins intelligents, faute de pitié et loin de leurs familles, sans qu'il leur ait été dit un mot pour les préserver du désespoir pendant leurs derniers moments, on ne peut se défendre d'un sentiment très-douloureux.

Quant aux sœurs de charité, si respectables et si admirables dans l'accomplissement de leurs pieux devoirs, il résulte forcément de leurs services plusieurs inconvénients très-graves.

Ainsi, il y a des maladies fort communes parmi les soldats que, dans certaines communautés, elles ne doivent pas soigner, et, dans celles où il ne leur est pas interdit de donner des soins aux vénériens, ces malades sont habituellement négligés. La répugnance naturelle que les sœurs éprouvent à fréquenter leur salle, laisse aux malades une liberté nuisible à leur santé comme à la discipline. En outre, les religieuses ont une facilité regrettable à se laisser circonvenir et aveugler par des hypocrites, et j'en ai vu des exemples qui ont amené de véritables désordres. En dernier lieu, et cette raison me semble sans réplique, elles ne peuvent suivre les armées en campagne.

Dans les infirmeries régimentaires, telles qu'elles existent, les malades sont à peine soignés et souvent le sont très-mal, aussi avons-nous vu beaucoup d'hommes traîner longtemps, puis finir par être envoyés à l'hôpital, lorsqu'un bon traitement les eût guéris en quelques jours. Cette circonstance, qui a été appréciée, a rendu nécessaire de limiter extrêmement le nombre des maladies que peuvent traiter les médecins des corps, et il en résulte que ces Messieurs finissent par devenir absolument étrangers à la pratique de leur profession.

Voici par quels moyens je proposerais de faire disparaître à la fois tous ces graves inconvénients.

Il serait créé des Frères hospitaliers pour soigner l'armée tant en paix qu'en guerre.

Une maison principale de cet Ordre serait fondée sur tel point du territoire jugé convenable, et d'autres maisons succursales pourraient être établies peu à peu selon les besoins, pour servir de noviciat et faire acquérir aux religieux les connaissances nécessaires au but de leur institution.

Les Frères hospitaliers, dont une partie serait des prêtres, se répartiraient dans les corps de toutes armes, dans les hôpitaux, et seraient attachés aux ambulances des armées en campagne.

Un système d'inspection permanente serait organisé, et les religieux chargés de cette mission devraient, dans certains cas, proposer le changement des Frères hospitaliers ou leur retour à la maison principale.

Les Frères hospitaliers ne pourraient rester isolés qu'accidentellement, seulement pour un temps dont la limite serait fixée : ils seraient au nombre de trois dans les régiments de cavalerie, et de cinq dans les régiments d'infanterie et d'artillerie, les autres corps en recevraient le nombre jugé nécessaire, d'après le chiffre de leur effectif, mais jamais moins de deux.

Un règlement déterminerait leur nombre dans les hopitaux.

En campagne, leur répartition aurait lieu par division,

proportionnellement au nombre et à la force des brigades.

Dans les régiments, en temps de paix, deux pièces au moins leur seraient affectées dans le casernement ; autant que possible, elles seraient séparées de celles de la troupe et contiguës à l'infirmerie ; en campagne, deux tentes au moins leur seraient réservées.

Peu à peu les hôpitaux militaires leur seraient livrés.

La règle de l'Ordre, quant aux exercices de piété, serait fixée par l'autorité religieuse.

Un règlement serait fait par le ministre de la guerre, pour préciser les devoirs des Frères hospitaliers dans les diverses positions ; ce règlement préciserait également leurs rapports vis-à-vis des différents chefs de l'armée.

Il serait interdit à aucun membre de l'Ordre d'entrer dans les détails d'administration des hospices, infirmeries et ambulances ; il leur serait de même interdit de s'immiscer, en aucune façon, aux fonctions des médecins et chirurgiens. Leur devoir se bornerait à l'application exacte des remèdes ordonnés, aux soins intelligents et assidus à rendre aux malades et blessés, ainsi qu'aux exhortations et consolations propres à relever leur courage ou à adoucir leurs derniers moments.

Les Frères hospitaliers militaires, outre les ressources qui résulteraient de la dotation de l'Ordre, lors de sa fondation, recevraient, lorsqu'ils seraient attachés à des corps et aux armées en campagne, un traitement régulier, pour subvenir, en toutes circonstances, à leur nourriture et à leur entretien. Une partie de ce traitement pourrait être perçue en nature pendant le temps de la guerre.

Les généraux, chefs de corps et officiers de tous grades leur devraient aide et protection.

Je crois inutile d'entrer, en ce moment, dans plus de détails, et je vais exposer rapidement les principaux résultats d'une telle organisation.

Pour le temps de paix, on verrait diminuer sensiblement la durée des petits maux de tous genres qui déterminent les exemptions de service et l'entrée des hommes à l'infirmerie.

Lorsqu'un grave accident surviendrait, les Frères hospitaliers se transporteraient sur-le-champ auprès des victimes et préviendraient les effets de la maladresse ou du manque d'habitude, qui trop souvent aggrave le mal.

Pendant les marches, les Frères hospitaliers devraient arriver avec le logement du régiment, et préparer aussitôt un *dispensaire* qui assurerait aux éclopés des soins dès leur arrivée au gîte.

(Dans les corps à cheval, il leur serait désigné de vieux chevaux pour faire la route.)

Le nombre des maladies que pourraient soigner les médecins des corps se trouverait étendu ; il en résulterait le double avantage de voir diminuer le nombre des journées d'hôpital, si onéreuses au budget de la guerre, et d'exercer les médecins des régiments ; cette dernière considération me paraît surtout de la plus haute importance ; car, dans l'état actuel des choses, l'armée, à l'entrée d'une campagne, n'a généralement, pour la soigner, que des médecins inexpérimentés.

Le bon esprit des soldats n'aurait certainement qu'à gagner au contact d'hommes disciplinés eux-mêmes, et dont la mission, toute de dévouement, serait d'un si bon exemple.

Lorsque, avec le temps, les Frères hospitaliers auraient été substitués, dans les hôpitaux, aux infirmiers et aux sœurs de charité, on verrait disparaître les inconvénients majeurs qui existent aujourd'hui et que j'ai mentionnés plus haut.

Des résultats divers et importants seraient encore obtenus : ainsi, ces religieux étant initiés à *la petite chirurgie* et à la préparation des médicaments, pourraient, dans l'avenir, remplacer avec avantage les sous-aides et les pharmaciens militaires ; on verrait également disparaître la fraude dans la distribution des aliments, dans les circonstances où le contrôle est momentanément suspendu ; ainsi, l'éducation des enfants de troupe serait assurée, etc.

Enfin, j'ajouterai que le nombre des soldats distraits des rangs des combattants se trouverait sensiblement diminué.

Pendant la guerre, la sainte et courageuse mission des religieux hospitaliers serait le plus grand bienfait que pourraient recevoir les armées. Que de souffrances et de désespoirs évités! Que de braves soldats sauvés de la mort! Que de reconnaissance de la part des familles envers le gouvernement dont la sollicitude aurait assuré à la meilleure partie d'elles-mêmes des soins constants et dévoués après les combats et au milieu des maladies qui dépeuplent les camps! Combien de bénédictions de la part des mères, qui désormais auraient la confiance que leurs fils, mourants peut-être, entendraient des paroles de religieuse consolation!

MOYENS DE CRÉER LES FRÈRES HOSPITALIERS MILITAIRES.

Il y a deux moyens de créer les Frères hospitaliers . le premier consisterait à faire de leur service ube attribution particulière d'un Ordre religieux existant déjà ; le second serait de créer un Ordre nouveau.

Quant au premier moyen, l'ordre des Frères de Saint-Jean-de-Dieu serait l'un de ceux qui sembleraient se prêter le mieux à cette destination ; ces religieux ont pour mission de soigner les aliénés, les malades en ville et dans les hôpitaux ; si une carrière aussi belle leur était ouverte, nul doute qu'on ne vît les vocations se multiplier. car notre pays est la patrie du dévouement. On verrait aussi des prêtres solliciter la tâche glorieuse d'aller donner des soins et des consolations à nos soldats, sur les champs de bataille; ces aumôniers des régiments, pansant de leurs mains les malades et les blessés, seraient, sans nul doute, les meilleurs et peut-être les seuls qu'il soit possible de rétablir.

Le second moyen serait de former un nouvel Ordre, et ce procédé me paraîtrait plus efficace encore : des prêtres et de simples frères seraient formés de bonne heure aux travaux qui devraient augmenter l'utilité de leurs services; on leur enseignerait qu'avant tout leur mission consiste à faire du bien, et que les propos et les actes souvent grossiers des soldats ne doivent jamais les arrêter. Enfin, ils seraient initiés à un ordre d'idées qui, pour être plus large sur certains points que celui des communautés religieuses sédentaires, n'en aurait pas moins de mérite devant Dieu.

FIN.